AF384429

DU ROLE

DES

POUDRES ALIMENTAIRES

EN THÉRAPEUTIQUE

PAR

ADRIAN

DIRECTEUR
de la *Société française de produits pharmaceutiques*,
Pharmacien de première classe,
Ex-préparateur et lauréat de l'École de pharmacie de Paris,
Lauréat des hôpitaux,
Membre de la Société de pharmacie,
de la Société de thérapeutique,
de la Société de médecine pratique, etc.

TROISIÈME ÉDITION
SUIVIE D'OBSERVATIONS

PARIS

GRAPHIE A. HENNUYER
RUE DARCET, 7

1891

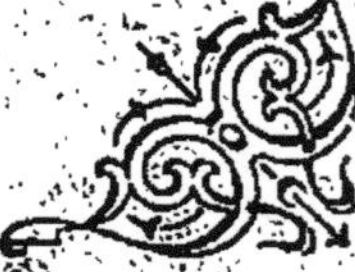

DU ROLE

DES

POUDRES ALIMENTAIRES

EN THÉRAPEUTIQUE

PAR

ADRIAN

DIRECTEUR
de la *Société française de produits pharmaceutiques*,
Pharmacien de première classe,
Ex-préparateur et lauréat de l'Ecole de pharmacie de Paris,
Lauréat des hôpitaux,
Membre de la Société de pharmacie,
de la Société de thérapeutique,
de la Société de médecine pratique, etc.

———

TROISIÈME ÉDITION

SUIVIE D'OBSERVATIONS

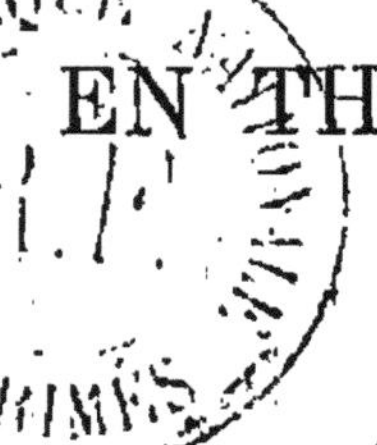

PARIS

TYPOGRAPHIE A. HENNUYER

RUE DARCET, 7

—

1891

DU ROLE

DES

POUDRES ALIMENTAIRES

EN THÉRAPEUTIQUE

I

Considérations générales.

Un des problèmes les plus ardus que le médecin ait à résoudre dans beaucoup de maladies chroniques concerne l'alimentation. Une affection organique, si grave qu'elle soit, ne tue pas exclusivement par les désordres locaux dont elle est le point de départ et la cause : elle tue surtout par son retentissement sur l'état général, sur les phénomènes nutritifs qu'elle entrave. Dans ces conditions, la thérapeutique tourne dans un cercle vicieux : la cachexie marche pour ainsi dire du même pas que l'inanition ; plus le malade s'affaiblit, moins l'absorption et l'assimilation sont actives, moins il a d'appétit. Quand on est en présence d'une de ces maladies qui ne pardonnent pas, et dont l'issue doit être nécessairement fatale à plus ou moins longue échéance, il arrive parfois qu'on perd de vue pour un moment les accidents de la dénutrition, parce qu'un symptôme plus pénible absorbe toute l'attention ; c'est contre lui que le médecin dirige exclusivement ses efforts : telle est, par exemple, la douleur dans les affections cancéreuses. Il ne faut pourtant pas oublier que, même dans ce cas, l'état général est un facteur de première importance ; que la substance la plus active, mal absorbée par un organisme débilité, ne donnera que des effets incertains ou n'en donnera pas.

En présence d'autres maladies graves dans leur essence même, souvent mortelles, le clinicien ne doit jamais déposer les armes et perdre l'espoir. On a vu des sujets dont le poumon avait une large caverne, présenter une accalmie de plusieurs années ; il semble que la tuberculose veuille s'arrêter après avoir épuisé son activité sur un lobe pulmonaire.

D'autres fois, les altérations sont diffuses et légères, l'examen le mieux fait ne révèle pas l'existence de lésions incompatibles avec la vie, et cependant les malades perdent leurs forces, leur appétit, et arrivent tout doucement à un degré de misère physiologique qu'aucun procédé n'est plus capable d'enrayer. Dans les deux cas, c'est à l'état général qu'il faut demander des indications, c'est de la nutrition qu'il faut s'occuper. Si elle se fait bien, le phtisique a des chances d'arriver à l'arrêt du processus, à une réparation partielle de ses lésions. Bien mieux, lorsque celles-ci ne sont pas trop avancées, la guérison n'est point impossible. On a trouvé de larges cavités, sur la nature desquelles il n'était pas possible de se méprendre, chez des vieillards n'ayant jamais, depuis plus de trente ans, présenté de symptômes capables d'attirer l'attention vers le poumon.

Cette nécessité de retarder l'arrivée de la cachexie en assurant la nutrition a été signalée par tous les maîtres. Malheureusement, tous ont avoué qu'il est le plus souvent impossible d'y faire face. Quand un médicament de petit volume est rejeté aussitôt après qu'il a été introduit dans l'estomac, il reste une dernière ressource les injections hypodermiques... : Mais pour l'aliment ? L'anorexie et les vomissements dépendent de facteurs nombreux : le dégoût, l'irritabilité de la muqueuse gastrique, l'affaiblissement et l'inertie de la musculature de l'estomac, les altérations chimiques des liquides qu'il sécrète.

Quand on veut assurer l'alimentation, il faut tenir compte de tous les éléments qui l'entravent, réduire leur action au minimum, en un mot rendre à l'organisme ce dont il a besoin. Un problème si compliqué a donné lieu à des solutions nombreuses ; on ne compte plus les préparations reconstituantes qui passent chaque jour des laboratoires dans le commerce ; elles ont des avantages et des inconvénients plus nombreux peut-être.

La *poudre de viande*, introduite en thérapeutique depuis quelques années, a déjà donné de brillants résultats, et il est aujourd'hui reconnu, après une longue expérience, que son emploi, rationnel au premier chef, n'est jamais nuisible et que ses inconvénients sont nuls. Nous allons tâcher de donner une idée des avantages que présente son administration judicieusement faite.

II

Avantages des poudres de viande.

Le produit dont nous parlons a été, à diverses reprises, employé dans la pratique nosocomiale ; on s'en est d'abord servi dans les salles du regretté professeur Lasègue, puis dans celles de M. Dujardin-Beaumetz et d'un grand nombre de médecins des hôpitaux, à qui l'on doit les principales études sur la suralimentation des malades par les poudres de viande ; depuis, l'usage s'est répandu et est devenu courant.

Nous avons donc des documents sérieux sur la question ; nous ne sommes plus obligés, pour la traiter, de nous appuyer exclusivement sur des vues de l'esprit ingénieuses et plausibles, mais qui n'ont pas reçu la confirmation de l'expérience.

La nature même des maladies dans lesquelles on donne la poudre de viande nous fait concevoir *a priori* les qualités qu'on est en droit d'exiger d'elle ; le malade assimile mal et perd de son poids, de sa vigueur : il faut donc que l'aliment reconstituant ait au moins la valeur nutritive de la viande ordinaire ; que les procédés de préparation ne lui aient enlevé aucun de ses principes utiles ; qu'il soit d'une digestion plus facile qu'avant de les avoir subis.

L'expérience a démontré que la poudre de viande possède toutes les qualités requises, et que son ingestion est suivie d'effets rapides et surtout salutaires. Notons même que les premiers essais furent faits sur des sujets dont les conditions de santé étaient déplorables, dont la vitalité et la force de résistance étaient en grande partie épuisées.

Le malade, le témoin le plus intéressé, le plus sûr, souvent le plus défiant, constate vite par lui-même l'amélioration qui se produit dans son état ; il ressent un bien-être auquel il n'était pas habitué ; les troubles nerveux généraux, les douleurs vagues, parfois les crampes d'estomac disparaissent. En même temps que ces phénomènes subjectifs se produisent, on voit le mieux se dessiner du côté des sécrétions et de la température : celle-ci s'élève légèrement sans dépasser la moyenne physiologique ; la peau pesd sa rudesse ; grâce à une salivation plus abondante, la bouche cesse d'être sèche et la langue se nettoie ; l'appétit se réveille, le poids augmente et, chez les tuberculeux surtout, les symptômes locaux s'atténuent. Il est inutile de chercher ici par quel mécanisme s'effectuent ces changements heureux : ils prouvent jusqu'à l'évidence que la poudre de viande, parfaitement tolérée par l'estomac, est digérée et assimilée ; il serait difficile de nier après cela son utilité.

« Ceci, dit l'un de nos principaux médecins dans une remarquable leçon clinique sur l'alimentation des phtisiques, n'est pas seulement une vue de l'esprit ; vous pourrez vous en assurer, comme je l'ai fait moi-même, d'une part en pesant journellement vos malades et en constatant que leur poids augmente dans des proportions rapides ; d'autre part, en faisant l'analyse des urines. L'urine des malades soumis à ce traitement contient de 50 à 60 grammes d'urée... » (*Traite-*

ment de la phtisie in *Semaine médicale*, 1883, n° 37, p. 230.)

On pourrait être tenté de supposer que dans de pareils cas il serait préférable d'administrer des aliments déjà préparés, des peptones par exemple, mais l'expérience prouve que leur usage ne peut suffire à établir une véritable alimentation et qu'on doit les considérer comme des préparations pharmaceutiques plutôt que comme de véritables aliments ; la raison s'en trouve dans la nécessité où l'on est de faire fonctionner l'estomac pour obtenir une bonne assimilation.

« Le phénomène digestif, en effet, est un ensemble complexe ; sous l'excitation du processus digestif, l'estomac, l'intestin, et leurs annexes opèrent, et on peut supposer, sans crainte de se tromper, que le fonctionnement physiologique de tous ces organes est nécessaire à l'absorption de l'aliment dans de bonnes conditions hygiéniques.

« De plus, comme M. Dujardin-Beaumetz l'a si bien dit, le meilleur pansement de l'estomac, c'est l'aliment ; aussi, voyons-nous toujours, dans le service, faire suivre le lavage de l'estomac par l'ingestion d'un mélange de lait et de poudre de viande. » (Dr G. BARDET, *Emploi thérapeutique des poudres de viande*, leçon faite à l'hôpital Cochin, in *Nouveaux Remèdes*, 1887, page 50.)

III

Préparation des poudres de viande.

C'est surtout en étudiant avec soin le procédé de préparation de la poudre de viande qu'on peut se rendre compte des qualités qu'elle possède ; nous examinerons donc les divers modes de fabrication qui ont été proposés jusqu'à ce jour.

Avant toutes choses, il faut envisager cette poudre comme un aliment, et n'admettre, pour la fabriquer, que des méthodes capables, non seulement de lui conserver tous les principes nutritifs de la viande, mais encore de les y accumuler, sans qu'ils aient rien perdu de leur nutritivité.

Or la chair des animaux offre une composition très compliquée. Sans entrer dans de bien grands détails à cet égard, nous dirons qu'au point de vue chimique elle contient environ 77 pour 100 d'eau et 23 pour 100 de substances alimentaires diverses.

Nous ajouterons qu'au point de vue physiologique, ces substances sont représentées par 15 grammes d'aliments plastiques ou azotés, 4 grammes d'aliments respiratoires ou désassimilateurs, et 3 grammes de sels et aliments aromatiques, concourant à la nutrition comme la caféine, c'est-à-dire en réglant ou en retardant la désassimilation.

De cette variété d'aliments, autant que de leur richesse en azote, dépend la puissance nutritive de la viande ; aussi importe-t-il que sa poudre présente la même variété, sous peine de voir sa puissance réparatrice abolie ou diminuée. Car ce

serait se faire une fausse idée de la digestion et de la nutrition, que d'estimer le
pouvoir nutritif d'un aliment d'après sa
richesse en azote.

S'il en était ainsi, le son de la farine de
blé serait un aliment tout aussi réparateur
que le gluten de cette farine, car tous deux
contiennent de 13 à 14 pour 100 d'azote.
La fibrine du sang et celle de la chair
jouiraient de la même puissance nutritive,
car elles renferment à peu près les mêmes
proportions d'azote. Mais l'expérimenta-
tion physiologique démontre qu'il n'en est
rien, attendu que, sous ces deux formes,
l'élément azoté est inassimilable.

C'est pour n'avoir point connu ces vé-
rités que, vers la fin du siècle dernier, les
partisans de la gélatine alimentaire n'ont
éprouvé que des mécomptes. C'est pour
avoir voulu s'en écarter que des chimistes

distingués de notre époque eurent des déboires avec leur pain fait de farine mêlée de son.

La réunion des aliments azotés et non azotés est donc indispensable à la constitution de l'aliment, d'où qu'il vienne. De plus, il faut que ces aliments soient assimilables.

Remarquons d'ailleurs que, dans toutes les substances dont l'homme se nourrit, le pain, les œufs, le lait, la viande, les légumes, ces deux sortes d'éléments sont toujours associés, et que ce n'est que par l'intermédiaire de l'art que nous les séparons.

Or l'art, en matière de fabrication de poudre de viande, doit s'exercer en sens inverse, et il importait de l'établir, pour mieux juger de la valeur relative des procédés mis en usage pour cette fabrication.

Il existe trois procédés de préparation des poudres de viande.

Dans le premier on emploie la dessiccation pure et simple; dans le second, la coction et la dessiccation; dans le troisième, la lixiviation, la coction et la dessiccation.

Si simple qu'il soit, le procédé par dessiccation, ou procédé de la *poudre de bifteck*, exige une installation et un outillage dont peu d'industriels peuvent disposer.

Après avoir fait choix d'une viande de bœuf de belle qualité, suffisamment dégraissée, exempte de tendons et d'aponévroses, on la coupe par tranches. Celles-ci, de la largeur de la main et de l'épaisseur d'un centimètre au plus, sont aussitôt placées dans un autoclave, où elles cuisent sans perdre une goutte de leur jus, sans que l'albumine du sang qui les imprègne soit altérée. De telle sorte qu'elles représentent tous les principes nutritifs de la viande.

On les dessèche ensuite dans une étuve bien ventilée et chauffée à une température de 80 à 90 degrés. Il faut avoir soin de n'élever que progressivement la température, afin d'éviter l'écoulement du jus de la viande.

Les tranches de bœuf ainsi obtenues sont d'un beau marron. Leur odeur et leur saveur rappellent celles de la viande rôtie. Leurs fibres intérieures ont une teinte rosée. Elles représentent 23 pour 100 de la viande employée. On les pulvérise ensuite, et on tamise avec soin.

Chose singulière, la poudre de viande n'a aucun des caractères physiques des tranches qui l'ont produite. Elle est d'un gris rougeâtre, d'une saveur légèrement salée, d'une odeur fortement animalisée.

Mais, au point de vue des caractères chimiques, la poudre et les tranches de viande desséchées sont identiques. Elles contiennent les mêmes quantités d'azote, de matières grasses, de lactates, de phosphates, et de matières extractives et aromatiques, c'est-à-dire un ensemble d'aliments d'autant plus assimilables et d'autant plus réparateurs qu'ils sont plus variés et plus azotés.

C'est le procédé perfectionné des Tartares et des Américains du Sud. Les uns s'en servent pour préserver leurs viandes de la gelée, les autres pour les garantir de la chaleur. C'est aussi celui usité au Texas et chez les Arabes du Sahara. Ainsi préparée, la poudre de viande sert aux longs voyages de terre et de mer. C'est donc là un mode de préparation consacré, tout à la fois, par l'usage et par la science.

Le second procédé de fabrication de poudre de viande est le procédé de coction et de dessiccation : on le pourrait appeler le *procédé du pot-au-feu;* le décrire, ce serait décrire l'opération qui se fait tous les jours dans les ménages. Tout le monde la connaît. Il nous suffit de dire qu'après cinq heures d'ébullition on retire la viande de la marmite pour la mettre à la presse et la hacher; qu'ainsi préparée elle est mise sur des claies, et portée dans une étuve à 90 degrés; qu'après douze heures de dessiccation on la concasse pour la mettre de nouveau à l'étuve et qu'enfin, une fois bien sèche, elle est mise en poudre.

Cette poudre, pour être distinguée de la poudre de bifteck, pourrait être appelée *poudre de bouilli.* Sa couleur est celle de la cendre, sa saveur est fade, et son odeur peu prononcée.

Elle représente 20 pour 100 de la viande employée, c'est-à-dire 3 pour 100 de moins que la *poudre de bifteck*. Ces 3 pour 100 sont 3 grammes d'aliments perdus dans le bouillon et dans les écumes.

Ils sont représentés par de l'albumine, de la gélatine, des matières grasses, extractives et aromatiques, des sels, et en particulier des lactates et des phosphates, presque tous aliments respiratoires ou désassimilateurs. De telle sorte que les 20 pour 100 de produit obtenu, aliments azotés par excellence, se trouvent dépourvus d'éléments capables de les rendre assimilables.

Aussi, à poids égal, la poudre de bouilli a beau être plus riche en éléments plastiques que celle de bifteck, elle est moins assimilable, et conséquemment moins réparatrice que cette dernière.

Soutenir le contraire, ce serait prétendre que, comme aliment, le blanc d'œuf vaut l'œuf tout entier; que le bouilli vaut le bifteck et s'assimile comme lui; toutes choses en désaccord complet avec les expériences physiologiques et avec la pratique.

Le troisième procédé est le même que le précédent, avec cette différence, toutefois, qu'il en double les inconvénients.

Il consiste à hacher la viande crue, à la délayer dans l'eau et à l'y laver jusqu'à complète décoloration. Ce résultat obtenu, on la met à la presse; on la fait cuire à la façon du bouilli; on la porte à l'étuve, et, une fois sèche, on la met en poudre.

Plus que la poudre de bouilli, celle-ci est dépourvue d'albumine, de matières grasses et aromatiques, de lactates et de phosphates, en un mot d'éléments utiles sous tous les rapports, les uns parce qu'ils sont plastiques, les autres parce qu'ils sont indispensables à la digestion et à l'assimilation.

On pourrait appeler ce procédé le *procédé de la musculine*, et la poudre obtenue la *poudre de musculine*. Car, à des produits différents, il importe de donner des noms différents, sous peine de confusion préjudiciable.

Cette poudre est presque blanche, peu sapide et inodore. Elle représente 17 pour 100 du poids de la viande employée, c'est-à-dire 3 pour 100 de moins que la poudre de bouilli, et 6 pour 100 de moins que la poudre de bifteck. Et, bien qu'elle soit, à poids égal, encore plus riche en aliments azotés que les poudres de bouilli et de bifteck, elle est inférieure, comme aliment, même à la poudre de bouilli, parce que, plus qu'elle encore, elle manque des éléments capables de la rendre assimilable et réparatrice.

Pour s'en convaincre, il suffit de hacher fin 1 kilogramme de viande maigre, de la mélanger à son poids d'eau et de porter le tout à l'ébullition pendant quelques minutes. On obtient de la sorte un bouillon très aromatique, d'une force supérieure à celle d'un bouillon obtenu, dans les mêmes conditions, par l'ébullition prolongée. Mais la viande épuisée n'est pas mangeable.

Du reste, c'est en faisant infuser la chair de bœuf dans le double de son poids d'eau bouillante que, dans les hôpitaux anglais, on prépare ce qu'on appelle le « Thé de bœuf ». Et il est certain, en dépit des asser-tions de certains chimistes, qu'une longue pratique témoigne chaque jour des bons effets de cette boisson alimentaire.

A ceux qui prétendent qu'un aliment plastique ne vaut que par l'azote qu'il contient, que les matières grasses ou aromatiques des viandes rôties ou du bouillon sont nulles au point de vue de la nutrition, nous demanderons comment il se fait qu'on obtienne des résultats surprenants, dans l'engraissement des animaux, par l'addition de quelques principes huileux à la masse alimentaire? Ceux qui se sont un peu occupés de l'élevage des bestiaux savent, en effet, combien sont plus rapides le développement et l'engraissement des animaux, quand on ajoute à leur provende une petite quantité de tourteau de lin ou de noix. Et cet accroissement est hors-de proportion avec la dose des matières grasses qui peuvent encore être contenues dans la pulpe exprimée du lin ou de la noix; comme si cette huile avait imprimé à l'économie une puissance nouvelle d'assimilation.

A ces mêmes partisans à outrance de l'azote comme indice absolu de la valeur nutritive d'un aliment, nous ferons encore remarquer que la composition de la viande n'est pas la même dans toutes les parties d'un même animal, et que ce ne sont pas toujours les morceaux les plus azotés qui sont les plus digestibles et les plus nourrissants. Ainsi, d'après l'analyse chimique, le gîte à la noix, la culotte, la poitrine, l'entrecôte, sont des morceaux plus riches en principes azotés que le filet. Osera-t-on dire, pour cette raison, qu'ils sont plus nourrrissants, plus réparateurs que le filet? Nous ne le pensons pas, ce serait contraire à l'opinion générale basée sur des faits d'observation journalière.

Il y a donc autre chose que la nature

chimique des aliments qui influe sur leur digestibilité et leur nutritivité. Leur forme doit jouer un rôle marqué, ainsi que certains matériaux insaisissables qui, par la cuisson, donnent naissance à des matières organiques et savoureuses dont l'action, pour être inexpliquée, n'en est pas moins efficace.

Pour tous ces motifs, nous considérons les poudres de bouilli et de musculine comme incapables de produire la suralimentation, c'est-à-dire de remplir le but que se propose le thérapeutiste ; et, conséquemment, nous tenons pour mauvais les procédés de fabrication de ces poudres, appliqués à la poudre de viande.

En lavant la viande au point de la décolorer et d'en épuiser tous les sucs, on s'est proposé de la rendre inodore ; et, ce faisant, on l'a rendue indigeste, pour ne pas dire inassimilable. En un mot, ces procédés sacrifient trop l'utile à l'agréable. Nous ne saurions trop insister sur ce point.

« Dans le phénomène de la peptonisation, je suis d'avis qu'il faut faire intervenir un facteur qui a toujours été négligé dans les expériences faites *in vitro*. Il ne faut pas, en effet, se contenter du phénomène brutal de la solubilité et de la transformation. Dans le verre à expériences, on introduit la pepsine ou la pancréatine directement, mais en est-il ainsi, je ne le crois pas, lorsqu'on passe à la digestion physiologique ?

« Comme mon vénéré maître, le professeur Bouchardat, je pense qu'il faut tenir compte de l'excitation des glandes à pepsine et du pancréas, car les liquides ne sont fournis par ces organes qu'à la condition expresse d'une certaine excitation, et nul agent, mieux que les matières extractives, l'*osmazome*, en un mot, n'est capable de produire cette excitation favorable.

« Voilà pourquoi, Messieurs, je préfère, pour mon compte, et trouve que la logique exige, que l'on préfère les poudres qui renferment tous les matériaux extractifs de la viande. » (Docteur G. BARDET, *loc. cit.*, p. 55.)

Ces modes de préparation nous ont remis en mémoire les raisonnements faits en vue de substituer à l'huile de foie de morue des corps gras iodo-bromo-phosphorés ; ils nous ont rappelé les tentatives faites pour enlever à cette huile son odeur désagréable ; raisonnements et tentatives qui n'ont abouti qu'à démontrer cette vérité : les propriétés de l'huile de foie de morue ne résident exclusivement ni dans son iode, ni dans son phosphore, ni dans sa matière grasse, ni dans sa partie extractive, mais bien en elle tout entière, avec tous ses principes.

Il en sera de même des procédés employés pour remplacer la poudre de viande par les poudres de bouilli ou de musculine, l'odeur forte de celle-là par l'odeur fade de celles-ci.

Dans un temps plus ou moins éloigné, ces procédés auront démontré, une fois de plus, que la nutritivité de la viande ou de sa poudre ne réside exclusivement ni dans la fibrine, ni dans l'albumine, ni dans les matières grasses et aromatiques, ni dans les sels, lactates et phosphates, mais dans l'ensemble de tous ces éléments, modificateurs du sang, suivant les lois d'une chimie vivante dont nous ne connaissons pas tous les secrets.

On peut donc tirer de ce qui précède les conclusions suivantes :

1° Une poudre de viande ne vaut comme aliment, et conséquemment comme agent thérapeutique, qu'autant qu'elle représente tous les éléments nutritifs de la viande crue, et ceux que la dessiccation y développe.

2° Seule, la *Poudre de bifteck* est dans ce cas. Sa couleur est d'un gris marron qui rappelle celle du rôti ; sa saveur légèrement salée est celle de la viande desséchée au four, son odeur est franche et caractéristique. Elle représente 23 pour 100 de la viande crue employée. Elle contient 15 pour 100 d'azote et environ 3 pour 100 de phosphates.

3° Les poudres de bouilli et de musculine sont dépourvues des éléments indispensables à leur digestion et à leur assimilation. Ces poudres sont presque blanches, d'un gris cendré, presque insapides et inodores. La première représente 20 pour 100, et la seconde 17 pour 100 de la viande crue employée. Elles contiennent 16 pour 100 d'azote sous forme peu assimilable, et très peu de phosphates.

IV

Comparaison de la poudre de viande avec les autres produits alimentaires.

Notre démonstration serait incomplète si, après avoir énuméré et fait pour ainsi dire toucher du doigt les avantages d'un produit, nous gardions le silence sur les produits similaires ; si nous n'avions pas à établir une comparaison et à montrer qu'elle est toute en sa faveur.

Le jus de viande a fait ses preuves, il est justement populaire ; dans les maladies aiguës, il a rendu et rendra encore les plus précieux services. Il est malheureusement difficile d'en dire autant à propos des états chroniques ; c'est une préparation extemporanée qu'il est impossible de faire à l'avance, puisqu'elle ne peut être conservée, premier inconvénient, dans une maladie qui durera parfois des années. De plus, l'eau prédomine dans le jus de viande, les principes solides sont en petite quantité, de sorte que son action est nécessairement faible.

Le lait, lui aussi, est excellent, et si chez certaines personnes il n'amenait très vite la satiété, ce serait presque toujours un aliment de premier ordre. On ne peut guère lui reprocher que ses propriétés lénitives et calmantes ; chez des individus déprimés, qui n'ont déjà par eux-mêmes que trop de tendance à se laisser aller à cette espèce d'abandon qui ne permet plus la moindre réaction ni le moindre exercice, le régime lacté pur n'est pas indiqué ; mieux vaut employer la poudre de viande, plus nutritive, plus excitante ; son usage, du reste, peut parfaitement s'allier à celui du lait.

Les peptones, si nouveaux, si précieux dans bien des cas, ont aussi leurs inconvénients. Ce sont des agents dè digestion plutôt que des aliments normaux ; en les administrant, on supprime en grande partie le rôle chimique de l'estomac, sous prétexte de lui venir en aide. Supposons qu'on obtienne artificiellement une digestion parfaite ; cet organe devient un simple sac membraneux qui ne sert plus à l'économie que par sa tunique musculaire. Il n'est peut-être pas bon d'estimer à si bas prix son action. Mieux vaut la stimuler doucement, en la facilitant, que de la supprimer. A ce point de vue, aucune préparation n'est supérieure à la poudre de viande. « Elle est digérée trois fois plus vite que la viande crue, et plus nourrissante qu'elle, sous un volume quatre fois moindre. » (L. ROBIN.)

V

Altérations et falsifications des poudres de viande.

Il est aussi de notre devoir d'indiquer les altérations et les falsifications dont la poudre de viande est l'objet. Nous laisserons à une plume plus autorisée que la nôtre le soin de mettre nos lecteurs en garde contre ces adultérations :

« A la suite des communications faites sur ce sujet à la Société médicale des hôpitaux, on vit apparaître dans le commerce une grande variété de poudres dites alimentaires ; mais je dois vous dire tout de suite qu'un grand nombre d'entre elles n'ont d'alimentaire que le nom, et que, comme toutes les substances qui sont d'un prix de revient assez considérable, elles ont subi les falsifications les plus variées. Les unes sont faites avec des viscères d'animaux ; elles ont le grand mérite de coûter beaucoup moins cher que les poudres de chair musculaire, mais elles sont très inférieures à ces dernières comme valeur nutritive ; d'autres sont des mélanges de poudre de viande et de farines diverses ; je ne vous conseille pas de vous en servir, parce qu'on ne sait jamais au juste la proportion du mélange, et qu'on ne se rend pas compte de ce qu'on donne au malade ; il vous sera toujours possible, d'ailleurs, de faire vous-mêmes ces mélanges, au moment même de l'administration, et dans des proportions que vous déterminerez.

« Fort heureusement, il existe des moyens extrêmement simples de vérifier les qualités de ces poudres. La bonne poudre de viande présente une odeur et un goût *sui generis* très peu prononcés et qui n'ont rien de désagréable. Mais le procédé le plus sûr pour s'assurer des falsifications est l'examen microscopique, car rien n'est plus aisé que de reconnaître les fibres musculaires, grâce à leur striation. Nous avons, dans notre laboratoire, plusieurs échantillons de poudres provenant de sources diverses : vous pourrez voir que les unes sont remarquables par leur pureté ; que d'autres renferment, à côté de fragments de muscles, des substances étrangères diverses, cellules épithéliales, amidon, etc., et enfin, que quelques-unes sont constituées par des corps dont la détermination est quelquefois difficile, mais sur lesquels, en tout cas, on ne distingue aucune striation. Comme vous le voyez, quelques secondes suffisent pour s'assurer du degré de pureté de ces poudres (1). »

Nous citerons encore les poudres dites inodores faites avec des viandes déjà épuisées pour avoir servi à la fabrication de jus, extraits, vins, ou autres produits dits nutritifs. Nous n'avons pas à nous étendre sur de telles préparations.

Enfin, nous parlerons des craintes qu'on a manifestées de voir la poudre de viande contenir des ferments, des microbes, des ptomaïnes, et, par suite, offrir des inconvénients graves.

Le procédé de préparation que nous avons exposé peut déjà rassurer, quant aux ferments ou aux microbes : nous croyons que la cuisson dans l'autoclave offre sur ce point toutes les garanties.

(1) *Semaine médicale,* 16 et 30 août, 6 septembre 1883.

Pour les ptomaïnes, ne les rencontre-t-on pas dans la viande elle-même, surtout dans la viande de plusieurs jours, comme le gibier ? Ce n'est donc pas parce qu'elle est en poudre qu'elle présentera ce danger, dont l'existence nous aurait, du reste, été déjà révélée, puisque nous parlons d'un produit employé dans les hôpitaux depuis bientôt dix ans, et à des doses très élevées.

VI

Mode d'emploi des poudres de viande.

La poudre de viande a été donnée de différentes manières : au début, on se bornait à la mêler à du bouillon chaud. Certains malades la prenaient sans difficulté ; d'autres, ceux-là surtout qu'une insurmontable anorexie rendait difficiles à nourrir, se plaignaient d'une saveur persistante et désagréable. Il vaut mieux, pour éviter un tel inconvénient, adopter un procédé ingénieux, et si simple qu'il est à la portée de tous : la dose de poudre est délayée dans un peu d'eau froide et sucrée, de manière à obtenir une bouillie de la consistance du chocolat un peu épais. La quantité d'eau doit être calculée pour que le mélange tout entier puisse être bu facilement au bol, en deux ou trois gorgées au plus. Pour masquer l'odeur et surtout le goût, on aromatise avec un peu de rhum, d'essence de menthe, etc., au goût du malade.

Le docteur Dujardin-Beaumetz prescrit la potion suivante : Une cuillerée à soupe de poudre de viande qu'on délaye dans une cuillerée de sirop de punch au rhum, puis on ajoute quelques cuillerées d'eau ou de lait pour rendre la préparation liquide ; l'addition du rhum fait disparaître l'odeur de la poudre de viande, et les malades prennent ce breuvage sans le moindre dégoût.

La poudre de viande mélangée à du chocolat donne encore une préparation agréable. Voici, d'ailleurs, les principales formules qui permettent de l'employer facilement et de déguiser suffisamment le goût de la poudre, en la présentant sous une forme certainement agréable :

Potage à la poudre de viande.

Tapioca léger tiède (50°).   Une assiettée.
Poudre de viande.......   30 à 60 grammes.

Bavaroise à la poudre de viande.
(DUJARDIN-BEAUMETZ.)

Lait sucré (50°).........   250 grammes.
Poudre de cacao........   10   —
Poudre de viande.......   60   —

On mélange d'abord les deux poudres, puis on les délaye avec le lait que l'on verse peu à peu et en tournant toujours, de manière à éviter la formation de grumeaux ; si le malade trouvait le mélange trop consistant, on pourrait augmenter à volonté la proportion du lait.

Glaces à la poudre de viande.
(G. BARDET.)

Glace à la framboise ou
    à l'ananas............   150 grammes.
Poudre de viande.......   20 à 30 grammes.

Cette préparation doit être faite par un glacier ; on doit mélanger la poudre avec le liquide à frapper, avant la prise en glace. On obtient ainsi une préparation très agréable présentant la consistance de la glace granitée, fort appréciée des gourmets.

Le mode d'administration par la bouche n'a pas été le plus fréquemment employé jusqu'à ce jour : la poudre de viande a rendu plus de services dans l'alimentation et la suralimentation par la sonde œso-phagienne que dans tout autre cas ; aucune préparation n'est mieux appropriée à cette introduction directe dans l'estomac. Nous n'avons pas à nous constituer ici le défenseur de la méthode du *gavage :* elle a fait ses preuves, et tout fait supposer qu'elle continuera à occuper une place importante dans la thérapeutique.

Il sera difficile de parler de ses origines ou d'écrire son histoire sans rappeler que les poudres de viande furent un de ses plus précieux auxiliaires.

Quel que soit, du reste, le mode d'administration, les doses varient de 10 à 100 grammes en vingt-quatre heures. A partir de 60 grammes la poudre est prise en trois fois (par doses de 30 grammes environ).

N. B. — Les poudres de viande sont généralement logées en flacons où en boîtes de fer-blanc, et elles dégagent, quand on ouvre ces vases, une odeur assez forte qui disparaîtra si l'on étale la poudre à l'air pendant quelques minutes.

VII

Indications des poudres de viande.

Pouvons-nous, à l'aide de ce qui précède, formuler des indications? Elles nous paraissent découler tout naturellement de notre exposé. Toutes les fois qu'une affection chronique est accompagnée d'anorexie, de troubles dyspeptiques invétérés, toutes les fois que l'inanition devient menaçante, l'emploi de la poudre de viande est indiqué.

Nous pouvons diviser en trois groupes principaux les maladies où conviendra l'emploi des poudres alimentaires : maladies de poitrine, maladies de l'estomac, maladies de l'intestin.

Nos lecteurs trouveront plus loin les observations que nous avons recueillies sur cette matière.

1° **Maladies de poitrine.**

OBSERVATION I.

Phtisie pulmonaire au second degré. — Suralimentation par la poudre de viande. — Amélioration.

N..., vingt ans, mécanicien-dentiste.

Antécédents héréditaires de tuberculose, son père et sa mère seraient morts phtisiques. S'enrhume tous les hivers. A craché du sang à plusieurs reprises.

A son entrée à l'hôpital, toux fréquente et très pénible, amaigrissement. Expuition sanguinolente. Anorexie. Phénomènes cavitaires aux deux sommets.

Au début, on administre, par la sonde œsophagienne, 150 grammes de viande finement hachée et quatre œufs dans un litre de lait; il est possible, au bout de quelques jours, de constater une notable amélioration dans l'état général. Après deux mois, on remplace la viande par de la poudre de viande : la toux est la même, mais les sueurs nocturnes sont moindres et le poids a augmenté de 4200 grammes.

4

Au mois de juin, le malade, qui fait partie d'une société de gymnastique, fait un voyage et interrompt son traitement. En huit jours, diminution sensible de poids. La reprise de la suralimentation par la poudre de viande administrée au moyen de la sonde œsophagienne est suivie d'une amélioration très rapide. Au moment où ce malade fut vu pour la dernière fois, il prenait de l'embonpoint, n'avait presque plus de sueurs nocturnes, reposait bien la nuit; la toux et les symptômes constatés à l'auscultation avaient diminué. Continuera son traitement à domicile.

OBSERVATION II.

Tuberculose pulmonaire. — Affaissement général. — Impossibilité de travailler. — Poudre de viande. — Amélioration rapide.

Le nommé Sequestre (Éloi) était un malade du docteur Coustou, de Gensac (Gironde), dont l'observation a été rapportée par M. Amanieux, dans sa thèse inaugurale.

Cet homme, exerçant la profession de tonnelier, eut pour la première fois, en 1872, une pleurésie purulente à cause de laquelle il fut libéré du service militaire.

Depuis longtemps tousse, a perdu le sommeil et l'appétit. En 1882, dyspepsie rebelle avec vomissements.

Au mois d'octobre de la même année est trop faible pour travailler. Pas d'autres troubles digestifs qu'une anorexie telle qu'il peut prendre seulement comme aliments solides des légumes frais, des oignons surtout.

Râles humides et craquements au sommet gauche, frottements, submatité. Diminution de murmure vésiculaire. Expectoration muco-purulente.

A partir du 5 octobre, ce malade prend chaque our deux cuillerées à soupe de poudre de viande délayée dans du bouillon chaud. Dès le troisième jour, la poudre peut être prise sans difficulté. Cette médication fut suivie d'une augmentation très rapide des forces et du poids. Ce poids, qui était au début du traitement de 58 kilogrammes, monta très vite à 60. Au mois de février, l'appétit était excellent, le malade pouvait travailler ; tous les symptômes locaux et généraux s'étaient atténués dans un sens favorable.

OBSERVATION III.

Tuberculose. — Caverne à l'un des sommets. — Amaigrissement. — Diarrhée. — Amélioration notable par la poudre de viande.

B..., frotteur, âgé de vingt-sept ans, entre à l'hôpital, service du docteur Dujardin-Beaumetz, le 4 juillet.

Depuis onze mois, toux quinteuse suivie de peu d'expectoration, diarrhée, amaigrissement. Caverne au sommet droit. Râles sibilants et ronflants dans toute l'étendue des deux poumons.

6 juillet. Alimentation par la sonde œsophagienne. Un demi-litre de lait et 100 grammes de poudre de viande. Au bout de sept jours le poids a augmenté d'un kilogramme. Plus tard on élève la quantité d'aliments introduits dans l'estomac : un litre et demi de lait et 300 grammes de poudre. Au mois d'août, le poids était augmenté de 5 kilogrammes, la diarrhée avait disparu et l'état général était beaucoup meilleur.

OBSERVATION IV.

Phtisie irrégulière. — Cavernes pulmonaires. — Ulcérations tuberculeuses probables de l'intestin. — Anorexie. — Alimentation par la poudre de viande.

G..., trente-deux ans, entre à l'hôpital, le 15 novembre 1883.

En 1881, rhume qui a duré tout l'hiver. Crache une grande quantité de sang au mois de juillet 1883 et s'affaiblit de plus en plus jusqu'au moment de son entrée à l'hôpital.

Très débilité, anorexie, sueurs nocturnes; selles sanglantes, cavernes aux deux sommets, celle de gauche est la plus étendue. Fièvre le soir; 15 grammes de poudre de viande délayée dans de l'eau sucrée et aromatisée avec du rhum. Cette substance constitua presque la seule alimentation du malade jusqu'au mois de janvier; malgré le mauvais état général, la fièvre, l'abondance des sueurs nocturnes, des hémoptysies et des hémorragies intestinales répétées, le poids ne diminua dans cet intervalle que de 2100 grammes.

OBSERVATION V.

Phtisie au troisième degré. — Poudre de viande administrée par la sonde œsophagienne d'abord, puis directement. — Amélioration rapide.

Mme B..., phtisique au troisième degré; le poumon droit est presque totalement détruit; grande caverne au sommet gauche; aphonie; peut à peine marcher. On essaye la suralimentation par la sonde œsophagienne. Au début, 50 grammes de poudre de viande sont bien tolérés; plus tard l'alimentation par le tube est moins bien supportée; son retrait est suivi de mouvements de régurgitation à la suite desquels une partie de la dose ingérée est rejetée. La malade préfère alors prendre directement 300 grammes de poudre de viande délayée dans de l'eau sucrée.

Ce traitement a été suivi d'une amélioration très marquée dans l'état général; la malade est vive, peut marcher et faire même d'assez longues courses à pied.

2° **Maladies de l'estomac.**

OBSERVATION VI.

*Catarrhe chronique de l'estomac d'origine alcoo-
lique. — Lavage de l'estomac. — Alimentation
à la poudre de viande. — Guérison.*

D..., placier, entre à l'hôpital Cochin, le 17 mai.

Cet homme a, depuis cinq ans, un catarrhe de
l'estomac, catarrhe d'origine alcoolique. Dans le
cours des digestions, douleur sourde à l'épigastre
et dans l'hypocondre droit ; cette douleur est exa-
gérée par la pression. Pituite tous les matins ; vomissements par suite desquels une partie des
aliments est rejetée à la suite des repas. Consti-
pation. Dilatation de l'estomac. Lavage de l'estomac, puis 100 grammes de poudre de viande, qui
sont vomis. Le lendemain, 50 grammes introduits
par la sonde ; ceux-ci sont conservés. A partir de
ce moment, l'amélioration fut rapide et constante ;
les vomissements, la douleur, l'inappétence disparurent successivement ; les forces augmentèrent.
Le 28 juillet, le poids du malade était de 52^k,300.
tandis qu'il n'était que de 49^k,500 au mois d'août.

OBSERVATION VII.

Catarrhe chronique de l'estomac. — Anorexie complète. — Amaigrissement. — Lavage de l'estomac. — Poudre de viande. — Guérison.

Mme L..., quarante-sept ans, femme de ménage, souffre depuis deux ans d'un catarrhe de l'estomac : vomissements pituiteux tous les jours, deux heures environ après le repas ; en même temps, douleur épigastrique et palpitations violentes. Ne peut prendre autre chose que deux ou trois tasses de lait par jour; pas de dilatation de l'estomac, mais amaigrissement très prononcé. Poids, $41^k,200$. Lavage préalable de l'estomac, puis administration de 50 grammes de poudre de viande. Cette substance est bien supportée ; depuis ce moment, l'amélioration fut très nette, l'appétit revint peu à peu, à tel point que la malade put prendre de la viande sans difficulté et la digérer. La poudre de viande cessa d'être nécessaire le 15 juillet. Du début du traitement au 28 du même mois, l'augmentation de poids avait été de 8 kilogrammes.

Observation VIII.

Dyspepsie datant de douze ans. — Exacerbation inquiétante dans les derniers temps. — Poudre de viande. — Guérison.

M. C..., trente ans, souffre depuis l'âge de dix-huit ans d'une dyspepsie ordinairement légère, mais qui s'est aggravée d'une manière inquiétante dans le cours de l'année 1888. Au mois d'octobre de cette année-là, appétit nul; somnolence après les repas; borborygmes et vertiges quand le malade veut s'appliquer à un travail un peu absorbant.

Amaigrissement prononcé. — 5 novembre 1888, se décide à prendre le matin à jeun 15 grammes de poudre de viande. N'en a jamais, du reste, pris plus de 20 grammes. Cette poudre, très bien tolérée, détermina simplement un peu de diarrhée au début.

Au bout de quinze jours, l'appétit et les digestions étaient déjà beaucoup meilleurs. Guérison au mois de janvier 1889.

OBSERVATION IX.

Cancer de l'estomac. — Généralisation. — Cachexie avancée. — Vomissements rebelles. — Alimentation extrêmement difficile.

Le nommé M..., âgé de cinquante-neuf ans, est atteint de cancer de l'estomac, probablement avec généralisation. Une tumeur de même nature occupe les ganglions inguinaux du côté droit. A vomi du sang en assez grande quantité au mois de mars.

Ce malade est entré à l'hospice de Bicêtre en octobre 1889. Anorexie complète, ne peut supporter la viande, le lait ni le bouillon. Le 22 octobre, 60 grammes de poudre de viande dans de l'eau sucrée avec un peu de rhum : une partie est rejetée par les vomissements qui suivent. Le lendemain, 30 grammes en deux prises, 15 grammes le matin, 15 grammes le soir : cette fois la substance n'est pas vomie. Depuis lors elle fut toujours conservée sans difficulté, mais l'amélioration obtenue fut peu sensible, probablement à cause de l'état de cachexie avancée dans lequel se trouvait le malade au début du traitement.

3° **Maladies de l'intestin.**

OBSERVATION X.

Diarrhée catarrhale chronique et à répétition.— Dyspepsie consécutive. — Poudre de viande.— Guérison.

M. J. B..., soixante-six ans, cocher, entre pour la première fois à l'hôpital au mois de janvier 1887. Depuis dix-huit mois est atteint d'une diarrhée rebelle, et est profondément dyspeptique. Guérison après six mois de traitement. En septembre 1889, la diarrhée reparaît; dégoût de la viande, maigrit, ses forces baissent. Six garde-robes en vingt-quatre heures. Poids du corps, 44 kilogrammes. 30 grammes de poudre de viande; cette médication bien supportée eut pour résultat presque immédiat une diminution du nombre des selles, qui devinrent plus solides, avec augmentation de l'appétit et des forces. On éleva graduellement jusqu'à 90 grammes la dose du médicament.

En deux mois et demi le poids du corps augmenta de 11 kilogrammes.

OBSERVATION XI.

Diarrhée catarrhale. — Régime lacté sans résultat. — Poudre de viande. — Guérison rapide.

Gros, trente-deux ans, typographe, entre à l'hôpital pour de la rachialgie, le 25 novembre.

Pris de diarrhée le 1er décembre, six selles en vingt-quatre heures. Régime lacté sans amélioration. 60 grammes de poudre de viande en trois doses, délayée comme d'habitude dans de l'eau sucrée et aromatisée avec du rhum. Pas d'autres aliments, sauf un demi-litre de lait pour calmer la soif. Au bout de deux jours, l'appétit est revenu, les garde-robes sont normales. Sort de l'hôpital le 26 décembre sans que la diarrhée ait reparu.

4° **Maladies du système nerveux.**

OBSERVATION XII.

*Hystérie. — Dysphagie par spasme du pharynx.
— Intolérance de l'estomac. — Débilité extrême.
— Alimentation par la poudre de viande. —
Guérison.*

Une jeune fille de quinze ans, Angèle L..., entre à l'hôpital le 8 août. Il y a exactement un an, s'est plainte de lenteur des digestions, de pyrosis avec une douleur violente et bien localisée au niveau de l'épigastre. On l'envoie à la campagne où elle est restée pendant un mois.

Depuis mars, vomit tout ce qu'elle prend. Maigreur extrême, rachialgie, mastodynie. Clou hystérique. Spasme du pharynx à la moindre tentative de déglutition. Cathétérisme œsophagien ; chose étonnante, on peut l'exécuter sans difficulté. Lavage de l'estomac ; on fait passer dans le tube 20 grammes de poudre de viande dans un peu de lait. L'alimentation artificielle fut faite pendant quinze jours par ce moyen ; une partie des troubles digestifs disparurent, et, quand elle quitta l'hôpital, son poids avait augmenté de 10 kilogrammes.

OBSERVATIONS XIII.

Ataxie locomotrice. — Anorexie. — Crises gastriques. — Poudre de viande. — Disparition des crises. — Amélioration sensible de l'état général.

Laprairie (Eugène), quarante et un ans, entre à l'hôpital le 27 décembre. Ce malade, arrivé aujourd'hui à une période avancée de l'ataxie locomotrice, ne peut plus se lever. Depuis le commencement du mois, anorexie, crises gastriques ; reste plusieurs jours sans prendre d'aliments. 75 grammes de poudre de viande en trois fois. Poids du corps, 43ᵏ,500. Le médicament est pris sans difficulté ni répugnance.

Le 16 janvier, lès troubles digestifs persistent ; la répugnance pour la viande et les aliments solides est toujours absolue ; on est obligé de continuer à nourrir le malade à la poudre de viande qu'il prend sans difficulté. Mais l'état général est meilleur ; plus de crises ; sensation de bien-être.

Le 15 février suivant, ce malade pouvait prendre 150 grammes de poudre de viande. Le mode d'alimentation suivi avait amené également un relèvement rapide des forces.

Il nous serait facile de multiplier les observations, mais nous avons seulement voulu montrer des types de maladie qui résument nettement les bons effets de la poudre de viande.

A quoi bon, en effet, insister trop longuement sur l'utilité d'une thérapeutique qui depuis longtemps a fait ses preuves dans les hôpitaux et dans la pratique des médecins du monde entier?

www.ingramcontent.com/pod-product-compliance
Ingram Content Group UK Ltd.
Pitfield, Milton Keynes, MK11 3LW, UK
UKHW021113140726
13695UKWH00004B/1492